Estética Profesional

Guía Completa de Tratamientos y Bienestar Integral

Ana María Estrada

Gilberto Barciela Velázquez

Dedicatoria

Este libro está dedicado a todos los **esteticistas** que, con sus manos, su conocimiento y su pasión, transforman vidas. A aquellos que ven la belleza no solo en la apariencia, sino en la confianza y el bienestar que proporcionan a quienes tocan.

A mis **mentores**, por guiarme en este viaje de descubrimiento y aprendizaje continuo. A mis **amigos y familiares**, por su apoyo incondicional y por ser mi refugio en los momentos más desafiantes.

Y, sobre todo, a los **clientes**, quienes con su confianza nos permiten hacer del mundo un lugar un poco más bello y equilibrado, desde el exterior hasta el alma.

Este libro es para ustedes, que son la verdadera inspiración detrás de cada tratamiento, cada sonrisa y cada momento de bienestar.

Agradecimientos

Quiero expresar mi más profundo agradecimiento a todas las personas que han contribuido de alguna manera en la creación de este libro y en mi camino dentro del fascinante mundo de la estética.

A los **profesionales y colegas esteticistas** que con su experiencia, dedicación y pasión me han inspirado a profundizar en este campo. Sus enseñanzas y conocimientos han sido fundamentales para el desarrollo de este proyecto.

A mi **familia y amigos**, quienes siempre me han brindado su apoyo incondicional y comprensión, permitiéndome dedicarme de lleno a mi pasión. Su paciencia y aliento me han impulsado a continuar cuando los desafíos parecían insuperables.

A los **mentores y maestros** que me han guiado a lo largo de mi carrera, proporcionándome las herramientas y la sabiduría necesarias para crecer y mejorar. Sus lecciones, tanto profesionales como personales, han dejado una huella imborrable en mi trayectoria.

A los **clientes**, cuya confianza y gratitud me han recordado cada día el verdadero valor de mi trabajo. Ustedes son el motivo por el que este proyecto cobra vida, y su bienestar ha sido siempre mi mayor motivación.

Finalmente, un agradecimiento especial a todos aquellos que creen en la estética como una forma de promover el bienestar integral, de mejorar no solo la apariencia física, sino también la salud emocional y el equilibrio interior. Gracias por ser parte de esta hermosa y transformadora profesión.

Prólogo

El mundo de la estética ha experimentado una evolución significativa en las últimas décadas, transformándose en un campo multidisciplinario que combina belleza, salud y bienestar. Los esteticistas no solo son profesionales del embellecimiento, sino también guardianes del bienestar integral, ayudando a sus clientes a sentirse mejor por dentro y por fuera. Esta guía ha sido diseñada para ofrecer a los profesionales de la estética un recurso completo que abarca desde técnicas tradicionales hasta las innovaciones más recientes en tratamientos no invasivos.

El papel del esteticista ha trascendido el ámbito puramente cosmético. Hoy en día, el esteticista moderno es un experto en el análisis de la piel, en la aplicación de tratamientos personalizados y en el uso de aparatología avanzada para mejorar la salud y apariencia de sus clientes. Este libro está estructurado para abordar todos los aspectos fundamentales que un esteticista debe dominar, incluyendo el cuidado de la piel, tratamientos faciales y corporales, cuidados capilares, técnicas de relajación y bienestar, así como la importancia de la ética profesional.

Uno de los objetivos principales de esta obra es proporcionar una base sólida de conocimientos, pero también destacar la importancia de la formación continua. La estética es un campo en constante evolución, y aquellos que deseen sobresalir deben estar siempre dispuestos a aprender, adaptarse y crecer. Las innovaciones tecnológicas, los avances en cosmética y las nuevas tendencias en bienestar exigen que los profesionales estén al tanto de las últimas herramientas y técnicas disponibles.

Este libro también pretende subrayar la importancia del **autocuidado** como una forma de vida. El bienestar no solo se refleja en la apariencia física, sino en el equilibrio entre el cuerpo y la mente. Los tratamientos estéticos, cuando se realizan de manera consciente y profesional, pueden ser una poderosa herramienta para mejorar la autoestima y fomentar un estilo de vida más saludable.

Agradezco a todos los profesionales de la estética que dedican su tiempo y esfuerzo a perfeccionar su arte, a mejorar la vida de sus clientes y a llevar la estética a un nivel más alto de responsabilidad y profesionalismo. Espero que esta guía sirva como una herramienta útil y un estímulo para seguir avanzando en este campo fascinante y en constante crecimiento.

Gilberto Barciela

Índice:

Introducción a la Estética Profesional

- Definición del rol del esteticista
- Diferencias entre tratamientos médicos y estéticos
- Responsabilidades éticas y profesionales
- Herramientas y equipo especializado en estética

2. **Cuidado Facial Profesional**

- Limpieza facial profunda
- Exfoliación manual y química suave
- Masajes faciales terapéuticos
- Hidratación profunda y oxigenoterapia
- Tratamientos para pieles sensibles o con rosácea
- Tratamientos antiacné (sin intervención médica)
- Mascarillas personalizadas según el tipo de piel

3. **Terapias de Rejuvenecimiento Facial no Invasivas**

    - Radiofrecuencia facial (uso estético)
    - Terapia LED para revitalización cutánea
    - Microcorrientes para tonificación facial
    - Dermaplaning
    - Peelings suaves (ácido glicólico, láctico)
    - Mascarillas de colágeno y elastina

4. **Tratamientos Corporales Estéticos**

    - Masajes relajantes y terapéuticos
    - Exfoliación corporal (sales, scrubs, peelings químicos suaves)
    - Envolturas corporales (fango, algas, arcilla)
    - Hidratación profunda corporal
    - Aromaterapia y terapias sensoriales
    - Reafirmación de la piel a través de electroestimulación

- Tratamientos corporales reductores no invasivos

5. **Tratamientos para Celulitis y Reafirmación**

    - Masajes anticelulíticos
    - Terapia de vacumterapia
    - Radiofrecuencia corporal
    - Cavitación (uso estético)
    - Tratamientos reafirmantes con activos lipolíticos

6. **Depilación Estética**

    - Depilación con cera caliente, tibia y fría
    - Técnicas de depilación con hilo
    - Depilación con azúcar (sugaring)
    - Cuidado de la piel antes y después de la depilación
    - Contraindicaciones y cuidados especiales

7. **Cuidado de Manos y Pies**

    - Manicura y pedicura profesional

- Tratamientos para la hidratación de manos y pies
- Exfoliación y envolturas para manos y pies
- Masajes y reflexología podal
- Cuidado de uñas naturales (sin intervención médica)
- Parafina para manos y pies secos

8. **Tratamientos Capilares en Estética**

    - Hidratación profunda capilar
    - Tratamientos anticaspa y para el cuero cabelludo graso
    - Aplicación de aceites esenciales para fortalecer el cabello
    - Terapias capilares con masajes estimulantes

9. **Terapias de Bienestar y Relajación**

    - Aromaterapia en cabinas de estética
    - Masajes con piedras calientes

- Técnicas de relajación y manejo del estrés
- Musicoterapia y su aplicación en tratamientos estéticos
- Terapias sensoriales para el bienestar

10. Tratamientos de Drenaje Linfático Manual

- Técnicas de drenaje linfático manual
- Indicaciones y beneficios del drenaje linfático
- Contraindicaciones y precauciones
- Aplicaciones estéticas del drenaje linfático corporal y facial

11. Tratamientos Estéticos Personalizados

- Análisis y diagnóstico de la piel
- Diseño de rutinas estéticas según las necesidades del cliente
- Uso de cosmética personalizada y natural
- Técnicas para potenciar la efectividad de los productos

12. **Cuidados Post-tratamiento**

    - Recomendaciones post-tratamiento según el tipo de piel
    - Productos recomendados para el mantenimiento en casa
    - Frecuencia recomendada de los tratamientos

13. **Ética y Profesionalismo en la Estética**

    - Normas y regulaciones para esteticistas
    - Comunicación con los clientes y manejo de expectativas
    - Contraindicaciones generales de los tratamientos estéticos
    - Garantizar la seguridad e higiene en el centro estético

14. **Innovaciones en Estética Aplicadas por Esteticistas**

    - Últimas tendencias en tratamientos no invasivos
    - Cosméticos de alta tecnología para esteticistas

- Nuevas tecnologías en aparatología estética de uso profesional
- Actualización constante y formación continua en el campo de la estética

15. **Conclusión**
    - El futuro de la estética profesional
    - La importancia del autocuidado y el bienestar integral

Introducción a la Estética Profesional

1.1. Definición del rol del esteticista

1.1.1. ¿Qué es un esteticista?

Un esteticista es un profesional especializado en la realización de tratamientos de belleza y bienestar que se enfocan en el cuidado de la piel, el cuerpo y el cabello, con el objetivo de mejorar la apariencia física y contribuir al bienestar general del cliente. Su función principal es aplicar técnicas no invasivas que realzan la belleza natural, siguiendo procedimientos estéticos que no requieren intervención médica.

1.1.2. Habilidades y conocimientos necesarios

Un esteticista debe contar con una serie de habilidades técnicas y conocimientos específicos para brindar tratamientos seguros y efectivos. Estas habilidades incluyen:

- Conocimiento profundo de la anatomía y fisiología de la piel.
- Habilidad para realizar diagnósticos cutáneos.
- Dominio de técnicas manuales como masajes faciales, corporales y drenaje linfático.

- Manejo de aparatología estética como radiofrecuencia, microdermoabrasión, cavitación, entre otros.

- Conocimiento de los productos cosméticos y sus ingredientes, y cómo elegir los adecuados según el tipo de piel o necesidad del cliente.

- Habilidades interpersonales para tratar con los clientes, entendiendo sus preocupaciones y ofreciendo un servicio personalizado.

- Capacidades organizativas y administrativas, como la gestión de citas, productos y mantenimiento de equipos.

1.1.3. Formación y certificaciones profesionales

Para ser esteticista, se requiere una formación académica y técnica adecuada, que puede incluir:

- **Cursos técnicos o de grado en estética**: Formación especializada en cosmetología, aparatología estética, masaje terapéutico, entre otros.

- **Certificaciones profesionales**: Dependiendo del país o la región, se requieren licencias o certificaciones que habiliten al esteticista para ejercer legalmente. Estas certificaciones garantizan que el profesional esté capacitado para realizar procedimientos estéticos de manera segura.

- **Formación continua**: Dado que la industria estética está en constante evolución, los esteticistas deben mantenerse actualizados mediante cursos de actualización, talleres y seminarios sobre nuevas tecnologías y técnicas en el campo de la estética.

1.1.4. Áreas de especialización en estética

Aunque los esteticistas generalmente tienen una formación integral, muchos optan por especializarse en áreas específicas para perfeccionar su técnica y ofrecer servicios más avanzados. Algunas de estas áreas incluyen:

- **Estética facial**: Tratamientos enfocados en el cuidado de la piel del rostro, como limpiezas profundas, tratamientos antiacné, rejuvenecimiento facial, etc.

- **Estética corporal**: Técnicas no invasivas para mejorar el aspecto de la piel del cuerpo, combatir la celulitis, la flacidez y mejorar la circulación.

- **Depilación profesional**: Uso de diferentes métodos de depilación como cera, azúcar o técnicas más avanzadas como la depilación láser o IPL.

- **Terapias relajantes y de bienestar**: Masajes corporales, aromaterapia, reflexología, tratamientos spa.

- **Maquillaje profesional**: Especialización en técnicas de maquillaje para eventos, maquillaje de fantasía, caracterización o maquillaje permanente.

- **Aparatología estética**: Uso de dispositivos avanzados como láser, radiofrecuencia, microdermoabrasión, etc.

1.2. Diferencias entre tratamientos médicos y estéticos

1.2.1. Tratamientos médicos vs. estéticos: límites y alcances

Los tratamientos médicos y estéticos pueden compartir objetivos similares, como mejorar la apariencia o la salud de la piel, pero difieren considerablemente en su alcance y metodología.

- **Tratamientos médicos**: Son aquellos que requieren la intervención de un médico o personal especializado en medicina, como dermatólogos, cirujanos plásticos o esteticistas médicos. Estos procedimientos pueden ser invasivos, implican el uso de medicamentos, inyecciones, cirugía o dispositivos médicos. Ejemplos incluyen la cirugía estética, el uso de Botox, rellenos dérmicos, peelings químicos profundos o tratamientos láser de alta potencia.

- **Tratamientos estéticos**: Los tratamientos estéticos se enfocan en mejorar la apariencia sin intervención médica o cirugía. Son no invasivos y no incluyen procedimientos que modifiquen la estructura del cuerpo. Estos procedimientos se centran en la piel, el cabello y el bienestar general, utilizando cosméticos, aparatología y técnicas manuales. Ejemplos incluyen limpiezas faciales, depilación con cera, radiofrecuencia no invasiva y tratamientos faciales con productos cosméticos.

Límites y alcances:

- Los esteticistas deben conocer los límites de su práctica y saber cuándo es necesario remitir a un cliente a un profesional médico.

- Los tratamientos médicos implican riesgos mayores y requieren licencias médicas, mientras que los tratamientos estéticos están limitados a procedimientos superficiales sin manipulación invasiva de tejidos.

1.2.2. Tratamientos invasivos y no invasivos

- **Tratamientos invasivos**: Son aquellos que penetran o modifican los tejidos del cuerpo. Involucran cirugía, inyecciones o el uso de dispositivos médicos para alterar estructuras internas. Estos tratamientos deben ser realizados por médicos o bajo su supervisión directa. Ejemplos incluyen liposucción, implantes, rellenos dérmicos, lifting facial quirúrgico, entre otros.

- **Tratamientos no invasivos**: Estos procedimientos no penetran la piel ni alteran los tejidos internos. Son seguros, temporales y pueden realizarse en un entorno estético sin supervisión médica directa. Ejemplos incluyen limpiezas faciales, microdermoabrasión, tratamientos con LED, masajes faciales y corporales, y tratamientos de rejuvenecimiento con radiofrecuencia superficial.

1.2.3. Colaboración con dermatólogos y otros profesionales de la salud

La colaboración entre esteticistas y profesionales médicos es clave para garantizar la seguridad y el bienestar del cliente. Esta colaboración se presenta en varios escenarios:

- **Diagnóstico y derivación**: Los esteticistas deben ser capaces de reconocer problemas de la piel que necesiten atención médica. Si un cliente presenta signos de una condición médica como un melanoma, infecciones, o acné severo, el esteticista debe referirlo a un dermatólogo.

- **Complementariedad**: En algunos casos, los esteticistas complementan tratamientos médicos con cuidados estéticos no invasivos. Por ejemplo, después de una intervención quirúrgica, el esteticista puede brindar cuidados postoperatorios como drenaje linfático o tratamientos faciales suaves.

- **Intercambio de información**: Los profesionales de la estética y los médicos pueden compartir conocimientos y mantener un diálogo abierto para mejorar el tratamiento y la experiencia del cliente.

1.2.4. Normativas legales para la práctica de la estética

La práctica de la estética está regulada por normativas que varían según el país o región, y su cumplimiento es fundamental para la seguridad del cliente y la credibilidad del esteticista. Estas normativas definen:

- **Licencias y certificaciones**: Los esteticistas deben obtener una licencia o certificación que los autorice a practicar, dependiendo de las leyes locales. Este proceso asegura que el esteticista ha recibido la formación necesaria y está capacitado para realizar tratamientos de manera segura.

- **Procedimientos permitidos**: Las leyes limitan los tratamientos que los esteticistas pueden realizar. En muchos lugares, procedimientos como las inyecciones o el uso de láseres de alta potencia están reservados exclusivamente para médicos.

- **Control de calidad e higiene**: Las normativas también establecen estándares estrictos de higiene y control de calidad. Los centros estéticos deben cumplir con las normas sanitarias para garantizar la seguridad de los clientes y evitar infecciones o complicaciones.

- **Responsabilidad legal**: Los esteticistas deben estar informados sobre su responsabilidad legal en caso de complicaciones durante un tratamiento y contar con seguros que cubran posibles demandas o problemas derivados de su práctica.

1.3. Responsabilidades éticas y profesionales

1.3.1. Ética en la atención al cliente

La relación entre el esteticista y el cliente debe basarse en la confianza, el respeto y la honestidad. La ética en la atención al cliente implica una serie de principios fundamentales:

- **Transparencia**: Es crucial que el esteticista sea claro sobre los procedimientos, los productos utilizados y los resultados que se pueden esperar. Nunca se deben prometer resultados que no sean alcanzables o asegurarse resultados milagrosos.

- **Integridad profesional**: El esteticista debe actuar siempre en el mejor interés del cliente, brindando recomendaciones basadas en las necesidades reales del cliente y no en el deseo de vender más productos o tratamientos.

- **Respeto por la dignidad del cliente**: El esteticista debe tratar a cada cliente con respeto y consideración, independientemente de su apariencia, condición física o antecedentes.

-

1.3.2. Manejo de expectativas y resultados

Uno de los retos más importantes en la estética es gestionar las expectativas de los clientes. Muchos buscan cambios dramáticos en su apariencia, lo cual puede no ser posible con los tratamientos estéticos disponibles. Para evitar decepciones, el esteticista debe:

- **Establecer expectativas realistas**: Explicar claramente los límites de cada tratamiento, el tiempo necesario para ver resultados y los cuidados posteriores que se requerirán para mantener los efectos.

- **Honestidad en los resultados esperados**: Ser sincero sobre lo que un tratamiento puede o no lograr. Si el cliente tiene expectativas poco realistas, es importante aclarar lo que puede ser alcanzable y, en algunos casos, remitir al cliente a un especialista si se requiere un tratamiento médico.

- **Comunicación clara**: Asegurarse de que el cliente entienda cada paso del tratamiento, los posibles efectos secundarios y las limitaciones. Esto también incluye explicar cómo mantener los resultados con productos adecuados y una rutina diaria de cuidado de la piel.

1.3.3. Confidencialidad y respeto por la privacidad del cliente

El esteticista debe respetar y proteger la privacidad del cliente en todo momento. Esto incluye:

- **Confidencialidad de la información personal**: Toda la información proporcionada por el cliente ya sea relacionada con su salud, sus preferencias o su vida personal, debe ser tratada con la máxima confidencialidad. No se debe compartir con terceros sin el consentimiento explícito del cliente.

- **Discreción en el entorno de trabajo**: En el entorno de trabajo, se debe garantizar que las conversaciones y tratamientos se realicen en espacios privados para asegurar la comodidad y la intimidad del cliente.

- **Respeto por el cuerpo del cliente**: Durante los tratamientos, es importante mantener un ambiente de respeto, asegurándose de que el cliente se sienta cómodo y seguro en todo momento.

1.3.4. Prácticas responsables y seguras en estética

La seguridad del cliente es una prioridad en la práctica estética, y el esteticista debe cumplir con todas las normativas y recomendaciones para garantizar que los tratamientos se realicen de manera segura. Algunas de las prácticas responsables incluyen:

- **Uso correcto de la aparatología y productos**: Asegurarse de que todos los equipos estén en perfectas condiciones de funcionamiento y que los productos cosméticos estén aprobados y sean seguros para su uso. Nunca se deben utilizar productos o dispositivos no certificados.

- **Higiene estricta**: Mantener los más altos estándares de higiene en el centro estético, incluyendo la limpieza y desinfección de herramientas y superficies después de cada cliente, así como el uso de guantes y mascarillas cuando sea necesario.

- **Evaluación adecuada del cliente**: Antes de realizar cualquier tratamiento, el esteticista debe realizar una evaluación exhaustiva del tipo de piel, el historial médico y las necesidades del cliente. Esto es fundamental para evitar complicaciones o reacciones adversas.

- **Actualización continua**: Los esteticistas deben mantenerse actualizados sobre nuevas tecnologías, productos y técnicas a través de formación continua, para asegurar que están brindando a sus clientes los tratamientos más seguros y efectivos disponibles.

1.4. Herramientas y equipo especializado en estética

1.4.1. Aparatología básica y avanzada en estética

La aparatología en estética incluye una variedad de dispositivos diseñados para mejorar la efectividad de los tratamientos estéticos no invasivos. Estos aparatos permiten a los esteticistas ofrecer soluciones más eficientes para diferentes necesidades estéticas. Se dividen en aparatología básica y avanzada:

- **Aparatología básica**: Incluye dispositivos de uso cotidiano en la estética y que no requieren de formación avanzada para operarlos. Algunos ejemplos son:

- **Vaporizadores faciales**: Utilizados para abrir los poros durante las limpiezas faciales, facilitando la extracción de impurezas.

- **Alta frecuencia**: Un aparato que emite impulsos eléctricos suaves, utilizado para desinfectar la piel, reducir el acné y mejorar la circulación sanguínea.

- **Lupas con luz LED**: Herramientas básicas para observar de cerca las características de la piel y hacer diagnósticos más precisos.

- **Aparatología avanzada**: Estos dispositivos requieren un conocimiento técnico más especializado y ofrecen resultados más profundos y duraderos. Incluyen:

  - **Radiofrecuencia**: Utilizada para tratamientos de reafirmación de la piel y reducción de arrugas, emplea energía para estimular la producción de colágeno.

  - **Ultrasonido**: Dispositivo que se utiliza en tratamientos de lifting no invasivo y para mejorar la penetración de productos en la piel.

- **Cavitación**: Un método no invasivo para eliminar grasa localizada mediante la aplicación de ultrasonidos de baja frecuencia.

- **Luz pulsada intensa (IPL)**: Utilizada para la depilación definitiva y tratamientos de rejuvenecimiento facial, es una tecnología que emite pulsos de luz para tratar la piel.

- **Láser de baja potencia**: Utilizado para tratar imperfecciones menores, pigmentación o para fomentar el crecimiento capilar.

1.4.2. Equipos de limpieza facial, radiofrecuencia y cavitación

- **Limpieza facial con tecnología ultrasónica**: Utiliza vibraciones ultrasónicas para eliminar células muertas, limpiar los poros en profundidad y estimular la regeneración celular.

- **Radiofrecuencia**: Equipos que emiten ondas electromagnéticas para calentar las capas profundas de la piel, favoreciendo la producción de colágeno y elastina, lo que ayuda a mejorar la firmeza de la piel y reducir las líneas de expresión.

- **Cavitación**: Utiliza ondas ultrasónicas de baja frecuencia para romper las células grasas en áreas localizadas del cuerpo. Es un procedimiento no invasivo que ayuda a reducir la grasa localizada y mejorar la textura de la piel.

1.4.3. Herramientas manuales: exfoliadores, aplicadores, espátulas

Además de la aparatología, los esteticistas utilizan herramientas manuales para realizar tratamientos personalizados. Algunas de las más comunes son:

- **Exfoliadores**: Dispositivos manuales o eléctricos que ayudan a eliminar las células muertas de la piel. Los esteticistas pueden utilizar exfoliadores físicos, como cepillos faciales, o químicos, como peelings suaves.

- **Aplicadores**: Herramientas utilizadas para aplicar productos cosméticos de manera uniforme, como brochas, rodillos de jade o cuarzo, y aplicadores de esponja.

- **Espátulas**: Utilizadas para la aplicación higiénica de productos en el rostro y cuerpo, como mascarillas, cremas o exfoliantes. Las espátulas ayudan a evitar el contacto directo con las manos, garantizando mayor higiene durante los tratamientos.

1.4.4. Normas de mantenimiento y desinfección del equipo

El mantenimiento y la desinfección adecuada de los equipos es fundamental para asegurar la seguridad y la higiene en los tratamientos estéticos. Las normas a seguir incluyen:

- **Limpieza diaria**: Todo equipo, ya sea de aparatología o manual, debe limpiarse después de cada uso para evitar la acumulación de productos y residuos.

- **Desinfección**: Herramientas y equipos deben ser desinfectados utilizando productos aprobados, como soluciones antisépticas o alcohol isopropílico. La aparatología que entra en contacto directo con la piel debe desinfectarse con productos específicos.

- **Esterilización**: Algunas herramientas, como agujas utilizadas en micropigmentación, deben ser esterilizadas mediante autoclave o sistemas de esterilización aprobados para evitar la contaminación cruzada.

- **Mantenimiento preventivo**: Los equipos de aparatología deben someterse a mantenimiento regular para garantizar que estén en condiciones óptimas de funcionamiento. Esto incluye revisar cables, conexiones eléctricas, calibraciones y el buen estado general del equipo.

- **Control de productos**: Asegurarse de que los cosméticos utilizados con los dispositivos (geles, cremas, sueros) no estén caducados o contaminados, y almacenarlos adecuadamente según las indicaciones del fabricante.

2. Cuidado Facial Profesional

2.1. Limpieza facial profunda

La limpieza facial profunda es uno de los tratamientos más comunes en estética y esencial para mantener la piel sana. Este proceso incluye:

- **Desmaquillado**: Eliminación de cualquier rastro de maquillaje, protector solar o impurezas superficiales.

- **Vaporización**: Utilización de vapor para abrir los poros y preparar la piel para una limpieza más efectiva.

- **Extracción de comedones**: Eliminación de puntos negros y blancos de manera segura, sin dañar la piel.

- **Aplicación de tónico**: Para cerrar los poros y restaurar el equilibrio natural de la piel.

- **Mascarilla según tipo de piel**: Finalización con una mascarilla adecuada que nutra, calme o hidrate la piel.

2.2. Exfoliación manual y química suave

La exfoliación es clave para eliminar las células muertas de la piel, dejando el rostro más radiante y suave:

- **Exfoliación manual**: Uso de productos con partículas exfoliantes para pulir la superficie de la piel. Esta técnica es ideal para pieles normales a grasas y se realiza de manera suave para evitar irritaciones.

- **Exfoliación química suave**: Utilización de ácidos suaves, como el ácido glicólico, láctico o mandélico, que disuelven las células muertas sin necesidad de fricción. Es ideal para pieles sensibles o con tendencia a irritaciones.

2.3. Masajes faciales terapéuticos

Los masajes faciales no solo relajan al cliente, sino que también estimulan la circulación y el drenaje linfático, lo que mejora el aspecto general de la piel:

- **Masaje linfático**: Ayuda a drenar las toxinas acumuladas en la piel y reduce la hinchazón, proporcionando una apariencia más fresca y descansada.

- **Masaje tonificante**: Técnica que trabaja los músculos faciales, mejorando la firmeza y elasticidad de la piel.

- **Masaje relajante**: Movimientos suaves que relajan los músculos faciales y proporcionan un bienestar general.

2.4. Hidratación profunda y oxigenoterapia

La hidratación es esencial para mantener la piel flexible y protegida contra factores externos. Algunas de las técnicas más utilizadas son:

- **Hidratación profunda**: Uso de sueros, cremas y mascarillas con ingredientes como ácido hialurónico, colágeno o vitaminas para nutrir y reponer la humedad de la piel.

- **Oxigenoterapia**: Tratamiento que infunde oxígeno puro en la piel para revitalizarla, mejorar su tono y textura, y reducir los signos de envejecimiento. Es ideal para pieles apagadas o deshidratadas.

2.5. Tratamientos para pieles sensibles o con rosácea

Las pieles sensibles o con rosácea requieren un enfoque delicado y productos especializados:

- **Limpieza suave**: Utilización de productos hipoalergénicos sin fragancias ni ingredientes irritantes.

- **Mascarillas calmantes**: Uso de mascarillas con ingredientes como aloe vera, manzanilla o centella asiática, que ayudan a reducir la inflamación y enrojecimiento.

- **Cuidado preventivo**: Recomendaciones para evitar factores que empeoren la rosácea, como la exposición solar, el estrés o productos cosméticos agresivos.

2.6. Tratamientos antiacné (sin intervención médica)

El acné leve a moderado puede tratarse eficazmente con técnicas no invasivas y productos cosméticos adecuados:

- **Limpieza y exfoliación regular**: Para eliminar el exceso de grasa y las células muertas que obstruyen los poros.

- **Mascarillas purificantes**: Con ingredientes como el carbón activo, arcilla o ácido salicílico, que ayudan a limpiar los poros y reducir los brotes.

- **Alta frecuencia**: Tratamiento con corrientes de alta frecuencia que desinfectan la piel y favorecen la cicatrización rápida de lesiones por acné.

- **Productos tópicos**: Recomendación de productos con ácido salicílico, peróxido de benzoilo o niacinamida para el control diario del acné.

2.7. Mascarillas personalizadas según el tipo de piel

Las mascarillas faciales juegan un papel crucial en el cuidado personalizado de la piel. Algunas opciones incluyen:

- **Mascarillas hidratantes**: Con ingredientes como el ácido hialurónico o glicerina, ideales para pieles secas o deshidratadas.

- **Mascarillas purificantes**: A base de arcilla, para pieles grasas o mixtas que necesitan control de la producción de sebo.

- **Mascarillas calmantes**: Con ingredientes naturales como el aloe vera o extractos de manzanilla, para pieles sensibles o irritadas.

- **Mascarillas anti-edad**: Ricas en antioxidantes y péptidos, para estimular la producción de colágeno y reducir las líneas de expresión.

3. Terapias de Rejuvenecimiento Facial no Invasivas

3.1. Radiofrecuencia facial (uso estético)

La radiofrecuencia facial es una técnica no invasiva que utiliza ondas electromagnéticas para calentar las capas profundas de la piel, estimulando la producción de colágeno y elastina, lo que ayuda a mejorar la firmeza y la elasticidad de la piel.

- **Beneficios**: Reducción de arrugas y líneas de expresión, mejora de la flacidez, y un aspecto más terso y rejuvenecido.

- **Frecuencia del tratamiento**: Se recomienda realizar sesiones periódicas (mensuales o bimensuales) para obtener resultados óptimos.

- **Aplicación**: El esteticista debe ajustar la intensidad de la radiofrecuencia según el tipo de piel y las necesidades del cliente.

3.2. Terapia LED para revitalización cutánea

La terapia LED utiliza diferentes longitudes de onda de luz para tratar diversos problemas cutáneos. Dependiendo del color de la luz utilizada, se pueden obtener diferentes beneficios:

- **Luz roja**: Estimula la producción de colágeno, reduce arrugas y mejora la textura de la piel.

- **Luz azul**: Efecto antibacteriano, ideal para pieles propensas al acné, ya que elimina las bacterias que causan brotes.

- **Luz amarilla**: Ayuda a calmar y desinflamar la piel, reduciendo rojeces y sensibilidad.

- **Luz verde**: Mejora el tono de la piel y reduce la hiperpigmentación.

- **Frecuencia del tratamiento**: Es un tratamiento acumulativo, por lo que se recomienda realizar varias sesiones para obtener resultados visibles.

3.3. Microcorrientes para tonificación facial

Las microcorrientes son una técnica de estimulación eléctrica que actúa sobre los músculos faciales, ayudando a tonificar y reafirmar la piel:

- **Beneficios**: Reafirma los músculos faciales, mejora la circulación sanguínea y ayuda a drenar líquidos, lo que reduce la hinchazón.

- **Tratamiento ideal para**: Personas con flacidez o que buscan una alternativa no invasiva para mejorar la firmeza del rostro sin cirugía.

- **Frecuencia del tratamiento**: Para mejores resultados, se recomienda realizar sesiones semanales durante un mes y luego continuar con un mantenimiento mensual.

3.4. Dermaplaning

El dermaplaning es un procedimiento estético no invasivo que utiliza una cuchilla especial para eliminar las células muertas de la piel y el vello fino o "vello de durazno" del rostro:

- **Beneficios**: La piel se siente más suave, se ve más luminosa, y los productos cosméticos se absorben mejor. También ayuda a mejorar la apariencia de cicatrices y líneas finas.

- **Indicaciones**: Ideal para personas con piel seca, piel opaca, y para quienes desean una exfoliación profunda sin químicos.

- **Frecuencia del tratamiento**: Se puede realizar cada 3-4 semanas, dependiendo de las necesidades del cliente.

3.5. Peelings suaves (ácido glicólico, láctico)

Los peelings químicos suaves son ideales para rejuvenecer la piel mediante la exfoliación controlada de las capas superficiales:

- **Ácido glicólico**: Un alfa-hidroxiácido (AHA) derivado de la caña de azúcar, que exfolia suavemente y ayuda a reducir las líneas finas, manchas y cicatrices.

- **Ácido láctico**: Otro AHA que se deriva de la leche, más suave que el glicólico, ideal para pieles sensibles. Ayuda a hidratar y mejorar la textura de la piel.
- **Beneficios**: Mejora la textura y el tono de la piel, reduce las líneas de expresión, y promueve la renovación celular.
- **Frecuencia del tratamiento**: Los peelings suaves se pueden realizar cada 3-4 semanas.

3.6. Mascarillas de colágeno y elastina

Las mascarillas de colágeno y elastina están diseñadas para reponer y reforzar las fibras naturales de la piel, dándole un aspecto más firme y juvenil:

- **Colágeno**: Proporciona elasticidad a la piel, lo que ayuda a reducir la aparición de arrugas y líneas de expresión.
- **Elastina**: Complementa el colágeno en la piel, proporcionando una mayor elasticidad y firmeza.

- **Beneficios**: Hidratación profunda, mejora de la firmeza, y reducción visible de los signos de envejecimiento.

- **Frecuencia del tratamiento**: Se pueden utilizar como tratamiento puntual antes de un evento o de manera regular, una vez por semana, para mantener la piel joven y firme.

4. Tratamientos Corporales Estéticos

4.1. Masajes relajantes y terapéuticos

Los masajes relajantes y terapéuticos son fundamentales en el ámbito de la estética corporal, ya que no solo contribuyen al bienestar físico, sino también al equilibrio mental. Se utilizan diferentes técnicas para proporcionar alivio muscular, reducir el estrés y mejorar la circulación sanguínea:

- **Masaje relajante**: Se utiliza una combinación de movimientos suaves y fluidos para liberar tensiones musculares y promover un estado de relajación profunda. Se emplean aceites esenciales para potenciar la experiencia sensorial.

- **Masaje terapéutico**: Este tipo de masaje se centra en aliviar tensiones musculares más profundas, contracturas y dolor localizado. Los esteticistas suelen utilizar técnicas específicas como la presión localizada o el masaje de tejidos profundos para restaurar la movilidad y reducir el dolor muscular.

- **Beneficios**: Mejora la circulación sanguínea, relaja los músculos, reduce el estrés y fomenta la relajación. También ayuda a mejorar la calidad del sueño y reducir la fatiga.

4.2. Exfoliación corporal (sales, scrubs, peelings químicos suaves)

La exfoliación corporal es esencial para eliminar las células muertas de la piel y promover una piel más suave y luminosa. Existen varias opciones según las necesidades del cliente:

- **Sales exfoliantes**: Las sales minerales se combinan con aceites esenciales para exfoliar la piel de manera efectiva. Son ideales para pieles normales y grasas.

- **Scrubs con gránulos naturales**: Estos exfoliantes suelen contener ingredientes como azúcar, cáscara de nuez o semillas trituradas que proporcionan una exfoliación suave. Son adecuados para todo tipo de piel.

- **Peelings químicos suaves**: Utilizan ácidos suaves como el ácido glicólico o láctico para exfoliar la piel de manera química, sin fricción. Son ideales para pieles sensibles o secas.

- **Beneficios**: Elimina impurezas y células muertas, mejora la textura de la piel, promueve la regeneración celular y permite una mejor absorción de productos hidratantes.

4.3. Envolturas corporales (fango, algas, arcilla)

Las envolturas corporales son tratamientos altamente nutritivos y desintoxicantes que utilizan ingredientes naturales para mejorar la salud y apariencia de la piel:

- **Envoltura de fango**: Utilizada por sus propiedades desintoxicantes, el fango ayuda a eliminar toxinas del cuerpo, reducir la retención de líquidos y mejorar la circulación. También es útil para tratar problemas cutáneos como la celulitis.

- **Envoltura de algas**: Las algas son ricas en minerales y antioxidantes, lo que las convierte en una excelente opción para revitalizar y nutrir la piel. Ayudan a tonificar, mejorar la firmeza de la piel y proporcionar hidratación profunda.

- **Envoltura de arcilla**: Ideal para pieles grasas o con tendencia a la celulitis, la arcilla absorbe el exceso de grasa y elimina toxinas. También tiene un efecto purificante y reafirmante en la piel.

- **Beneficios**: Nutrición profunda, desintoxicación, mejora de la circulación y reafirmación de la piel. Las envolturas también proporcionan una experiencia relajante y sensorial.

4.4. Hidratación profunda corporal

La hidratación corporal es fundamental para mantener la piel suave, flexible y protegida contra la sequedad y el envejecimiento prematuro:

- **Cremas y lociones hidratantes**: Los esteticistas aplican productos ricos en humectantes como la glicerina, el ácido hialurónico o la urea para retener la humedad en la piel y evitar la pérdida de agua.

- **Aceites corporales**: Aceites naturales como el de coco, argán o almendra son utilizados para proporcionar hidratación profunda y mejorar la elasticidad de la piel. Son especialmente útiles para pieles secas o maduras.

- **Mascarillas corporales hidratantes**: Se aplican productos con ingredientes hidratantes intensos como manteca de karité, aloe vera o colágeno, que se dejan actuar sobre la piel durante un período prolongado para una hidratación más duradera.

- **Beneficios**: Mantiene la piel suave y tersa, previene la sequedad, mejora la elasticidad y la barrera cutánea, y proporciona una sensación de bienestar general.

4.5. Aromaterapia y terapias sensoriales

La aromaterapia es una terapia complementaria que utiliza aceites esenciales para mejorar tanto el estado físico como emocional del cliente:

- **Aromaterapia en masajes**: Se utilizan aceites esenciales en combinación con técnicas de masaje para promover la relajación o energización, dependiendo del tipo de aceite empleado. Lavanda, manzanilla y eucalipto son algunos ejemplos de aceites utilizados para la relajación, mientras que cítricos y menta se emplean para revitalizar.

- **Terapias sensoriales**: Estas técnicas incluyen el uso de sonidos suaves, iluminación tenue y música relajante para crear un ambiente que favorezca el bienestar del cliente durante los tratamientos.

- **Beneficios**: Alivia el estrés, mejora el estado de ánimo, fomenta la relajación y promueve un equilibrio emocional. También potencia los efectos físicos de otros tratamientos corporales.

4.6. Reafirmación de la piel a través de electroestimulación

La electroestimulación es una técnica que utiliza impulsos eléctricos para estimular los músculos y mejorar la firmeza de la piel:

- **Técnica**: Se colocan electrodos en las áreas a tratar (como abdomen, muslos o glúteos), y los impulsos eléctricos provocan la contracción de los músculos, lo que ayuda a tonificar y reafirmar.

- **Beneficios**: Mejora la firmeza y tonificación muscular, ayuda a combatir la flacidez, y estimula la circulación sanguínea, lo que también favorece la eliminación de toxinas.

- **Frecuencia del tratamiento**: Se recomienda realizar sesiones semanales o quincenales para obtener resultados duraderos.

4.7. Tratamientos corporales reductores no invasivos

Los tratamientos reductores no invasivos son ideales para clientes que buscan eliminar grasa localizada sin someterse a cirugía:

- **Cavitación**: Utiliza ondas ultrasónicas para romper las células grasas, que luego son eliminadas por el sistema linfático. Es ideal para áreas problemáticas como el abdomen, muslos y brazos.

- **Presoterapia**: Un tratamiento que utiliza presión de aire para realizar un drenaje linfático, ayudando a reducir la retención de líquidos, mejorar la circulación y disminuir la celulitis.

- **Criolipólisis**: Técnica que congela las células grasas para que el cuerpo las elimine de manera natural. Es una opción popular para la reducción de grasa localizada en áreas como el abdomen y los muslos.

- **Beneficios**: Reducción de grasa localizada, mejora de la celulitis, tonificación de la piel y mejora de la circulación. Estos tratamientos son indoloros y no requieren tiempo de recuperación.

5. Tratamientos para Celulitis y Reafirmación

5.1. Masajes anticelulíticos

Los masajes anticelulíticos son una técnica manual que tiene como objetivo mejorar la circulación sanguínea, estimular el drenaje linfático y descomponer los depósitos de grasa que causan la celulitis. Este tipo de masaje es esencial para reducir la apariencia de la celulitis y mejorar la textura de la piel.

- **Técnicas utilizadas**: Movimientos intensos de amasado, percusión y presión profunda para descomponer los depósitos de grasa y promover la eliminación de toxinas.

- **Beneficios**: Mejora la circulación, reduce la retención de líquidos y disminuye la apariencia de los hoyuelos característicos de la celulitis.

- **Frecuencia del tratamiento**: Se recomienda una serie de 10 a 12 sesiones, con frecuencia semanal o quincenal, dependiendo de la gravedad de la celulitis y la respuesta de la piel.

5.2. Terapia de vacumterapia

La vacumterapia es un tratamiento no invasivo que utiliza un dispositivo de succión para estimular la circulación sanguínea y linfática en las áreas afectadas por la celulitis. Este método ayuda a descomponer los nódulos grasos y mejorar la textura de la piel.

- **Cómo funciona**: El equipo de vacumterapia succiona la piel, creando una presión negativa que mejora la oxigenación de los tejidos, estimula la producción de colágeno y ayuda a drenar los líquidos retenidos.

- **Beneficios**: Reducción visible de la celulitis, mejora del tono de la piel, aumento de la firmeza y la eliminación de toxinas acumuladas.

- **Frecuencia del tratamiento**: Para obtener los mejores resultados, se recomienda realizar entre 6 y 10 sesiones, con una frecuencia semanal.

5.3. Radiofrecuencia corporal

La radiofrecuencia corporal es uno de los tratamientos más efectivos para combatir la celulitis y mejorar la firmeza de la piel. Utiliza ondas de radiofrecuencia que calientan las capas más profundas de la piel, lo que estimula la producción de colágeno y elastina.

- **Efecto en la celulitis**: El calor generado por la radiofrecuencia ayuda a descomponer los depósitos de grasa y a tensar la piel, lo que reduce la apariencia de la celulitis.

- **Beneficios**: Reducción de la celulitis, mejora de la textura de la piel, aumento de la firmeza y tonificación de la piel flácida.

- **Frecuencia del tratamiento**: Se recomiendan entre 6 y 12 sesiones, con una frecuencia semanal o quincenal, dependiendo de las necesidades del cliente.

5.4. Cavitación (uso estético)

La cavitación es una técnica no invasiva que utiliza ultrasonidos de baja frecuencia para descomponer las células grasas. Esta tecnología es especialmente eficaz para tratar la grasa localizada que contribuye a la apariencia de la celulitis.

- **Cómo funciona**: Las ondas ultrasónicas generan burbujas en los líquidos intersticiales, que implosionan, rompiendo las células grasas. Las grasas liberadas son metabolizadas y eliminadas por el sistema linfático.

- **Beneficios**: Reducción de la grasa localizada, mejora de la celulitis, y una piel más tersa y firme.

- **Frecuencia del tratamiento**: Se recomiendan entre 6 y 10 sesiones, con una frecuencia semanal o quincenal. Cada sesión dura entre 30 y 60 minutos, dependiendo de la zona tratada.

5.5. Tratamientos reafirmantes con activos lipolíticos

Los tratamientos reafirmantes con activos lipolíticos son aquellos que utilizan productos específicos para reducir la grasa localizada y mejorar la firmeza de la piel. Estos productos contienen ingredientes que estimulan la descomposición de las células grasas y favorecen la eliminación de toxinas.

- **Activos lipolíticos comunes**: Cafeína, carnitina, centella asiática, extractos de algas marinas y retinol, entre otros. Estos ingredientes actúan activamente en la reducción de grasa y mejoran la elasticidad de la piel.

- **Método de aplicación**: Los activos lipolíticos pueden ser aplicados mediante masajes manuales o en combinación con aparatología como la mesoterapia virtual (electroporación), que ayuda a penetrar los ingredientes activos en las capas más profundas de la piel.

- **Beneficios**: Mejora de la firmeza y elasticidad de la piel, reducción de la grasa localizada y celulitis, y una piel más suave y tonificada.

- **Frecuencia del tratamiento**: Se recomiendan tratamientos continuos durante un periodo de varias semanas, dependiendo del tipo de producto y la técnica utilizada.

6. Cuidado de Manos y Pies

6.1. Manicura y pedicura profesional

La manicura y pedicura profesional son tratamientos estéticos esenciales para el cuidado de las uñas y la piel de las manos y pies. Se centran en mantener las uñas sanas, limpias y estéticamente agradables, además de tratar callosidades y cutículas.

- **Manicura profesional**: Implica el recorte, limado, pulido y tratamiento de las uñas. También se realiza el tratamiento de cutículas, seguido de la aplicación de esmaltes y aceites nutritivos. La manicura puede ser simple o incluir diseños artísticos.

- **Pedicura profesional**: Se enfoca en el cuidado de las uñas de los pies y el tratamiento de las durezas en los talones y plantas. Incluye exfoliación, eliminación de callos, tratamiento de cutículas y aplicación de esmalte.

- **Beneficios**: Mejora la apariencia de las uñas, mantiene la higiene y salud de manos y pies, y proporciona una sensación de bienestar.

6.2. Tratamientos para la hidratación de manos y pies

Las manos y los pies están expuestos a factores externos que pueden causar sequedad y envejecimiento prematuro de la piel. Los tratamientos de hidratación profunda son clave para restaurar la suavidad y elasticidad de la piel.

- **Cremas hidratantes intensivas**: Se utilizan productos ricos en ingredientes hidratantes como la manteca de karité, el ácido hialurónico y el aceite de coco para nutrir profundamente la piel.

- **Sueros y aceites nutritivos**: Productos concentrados que penetran más profundamente en la piel para combatir la sequedad severa.

- **Beneficios**: Mantienen la piel suave, previenen la formación de grietas, y protegen contra el envejecimiento prematuro de las manos y pies.

6.3. Exfoliación y envolturas para manos y pies

La exfoliación y las envolturas son tratamientos que eliminan las células muertas y revitalizan la piel, mejorando su apariencia y suavidad.

- **Exfoliación manual**: Se utilizan scrubs con gránulos finos para eliminar las células muertas de la piel, dejando las manos y pies suaves y renovados.

- **Envolturas**: Tratamientos intensivos que nutren la piel en profundidad mediante la aplicación de productos ricos en aceites esenciales, arcillas o algas. Las envolturas se dejan actuar durante unos 20 minutos, y pueden incluir calor para potenciar los efectos hidratantes.

- **Beneficios**: Mejora la textura de la piel, elimina la sequedad y las durezas, y proporciona una hidratación profunda.

6.4. Masajes y reflexología podal

Los masajes y la reflexología podal son terapias que no solo relajan los músculos de los pies, sino que también ayudan a mejorar la circulación y aliviar tensiones en todo el cuerpo.

- **Masajes podales**: Se enfocan en relajar los músculos de los pies y aliviar la fatiga acumulada. Se aplican aceites o cremas especiales para hidratar la piel durante el masaje.

- **Reflexología podal**: Una técnica basada en la estimulación de puntos reflejos en los pies que corresponden a diferentes órganos y áreas del cuerpo. Ayuda a mejorar la salud general, aliviar el estrés y promover la relajación.

- **Beneficios**: Alivio de la fatiga, mejora de la circulación sanguínea, relajación profunda y bienestar general.

6.5. Cuidado de uñas naturales (sin intervención médica)

El cuidado de las uñas naturales es esencial para mantener su salud sin necesidad de intervención médica. Este tipo de cuidado incluye la limpieza, el fortalecimiento y el embellecimiento de las uñas.

- **Fortalecimiento de uñas**: Aplicación de tratamientos endurecedores para evitar que las uñas se quiebren o descamen.

- **Aceites y cremas para cutículas**: Hidratación de las cutículas para evitar la sequedad y grietas.

- **Pulido y abrillantado**: Uso de limas suaves para pulir la superficie de la uña y darle un brillo natural sin necesidad de esmalte.

- **Beneficios**: Uñas más fuertes y saludables, reducción de roturas y mejora en la apariencia natural.

6.6. Parafina para manos y pies secos

La terapia con parafina es un tratamiento muy eficaz para la hidratación profunda de manos y pies. Se utiliza cera de parafina caliente, que actúa como un potente hidratante.

- **Procedimiento**: Se sumerge la piel en cera de parafina caliente, que retiene el calor y ayuda a abrir los poros, permitiendo que la piel absorba mejor los productos hidratantes aplicados previamente. Una vez que la cera se enfría, se retira, dejando la piel suave y nutrida.

- **Indicaciones**: Ideal para personas con piel muy seca o agrietada, o para quienes desean una hidratación profunda y un tratamiento relajante.

- **Beneficios**: Suaviza la piel, alivia la rigidez y el dolor en las articulaciones (especialmente en personas con artritis), y mejora la apariencia de manos y pies secos y agrietados.

7. Depilación Estética

7.1. Depilación con cera caliente, tibia y fría

La depilación con cera es uno de los métodos más populares para eliminar el vello de manera semipermanente, ya que extrae el vello desde la raíz. Existen tres tipos principales de cera:

- **Cera caliente**: Se derrite a una temperatura elevada y se aplica sobre la piel. A medida que se enfría, se endurece y se retira con un tirón rápido, arrancando el vello de raíz. Es ideal para áreas pequeñas o más sensibles como el bikini o el rostro, ya que el calor ayuda a dilatar los poros y reduce el dolor.

- **Cera tibia**: Se aplica a una temperatura más baja que la cera caliente y se retira con bandas de tela o papel. Es adecuada para áreas más grandes del cuerpo como las piernas o brazos. Ofrece un equilibrio entre eficacia y comodidad.

- **Cera fría**: Se presenta en bandas ya preparadas que se aplican directamente sobre la piel. Es menos efectiva que la cera caliente o tibia, pero es útil para retoques rápidos o para quienes tienen piel sensible.

- **Beneficios**: La depilación con cera deja la piel suave durante más tiempo, ya que el vello tarda entre 3 a 6 semanas en volver a crecer.

7.2. Técnicas de depilación con hilo

La depilación con hilo, o "threading", es una técnica ancestral que se utiliza principalmente en el rostro, especialmente en las cejas y el labio superior:

- **Cómo funciona**: Un hilo de algodón se retuerce y se desliza sobre la piel, atrapando y eliminando el vello desde la raíz. Es una técnica precisa que permite definir con exactitud las cejas y otras áreas pequeñas.

- **Beneficios**: Es un método rápido, eficaz, y menos irritante para la piel que otros métodos de depilación. No requiere productos químicos ni calor, lo que la convierte en una excelente opción para pieles sensibles.

7.3. Depilación con azúcar (sugaring)

El sugaring es una técnica natural de depilación que utiliza una pasta de azúcar, agua y limón para eliminar el vello desde la raíz:

- **Cómo funciona**: La mezcla de azúcar se aplica en la piel en la dirección opuesta al crecimiento del vello, y se retira en la misma dirección del crecimiento, lo que minimiza el riesgo de irritación o vellos encarnados.

- **Beneficios**: Es menos doloroso que otros métodos de depilación, es hipoalergénico, y deja la piel muy suave. La pasta de azúcar es completamente natural, lo que la hace ideal para personas con piel sensible o alergias.

7.4. Cuidado de la piel antes y después de la depilación

El cuidado de la piel antes y después de la depilación es crucial para minimizar la irritación y prevenir problemas como vellos encarnados o infecciones:

- **Antes de la depilación**:
    - Limpiar la piel para eliminar cualquier residuo de lociones o aceites que puedan interferir con el proceso de depilación.
    - Exfoliar suavemente la piel un día antes para eliminar las células muertas y facilitar la extracción del vello.

- **Después de la depilación**:
    - Aplicar lociones calmantes con ingredientes como aloe vera o caléndula para reducir el enrojecimiento y la irritación.
    - Evitar la exposición al sol, saunas o baños calientes durante 24 a 48 horas después de la depilación para prevenir la irritación o manchas en la piel.
    - Exfoliar regularmente a partir de 3 días después para prevenir los vellos encarnados.

7.5. Contraindicaciones y cuidados especiales

La depilación no es adecuada para todas las personas o situaciones. Es importante conocer las contraindicaciones y brindar cuidados especiales en ciertos casos:

- **Contraindicaciones**:
    - Personas con piel inflamada, quemaduras solares, heridas abiertas o erupciones cutáneas deben evitar la depilación hasta que la piel se recupere.

- Las personas que usan productos de cuidado de la piel con retinoides o ácidos exfoliantes fuertes deben evitar la depilación, ya que su piel puede estar más delgada y sensible.

- Pacientes que toman ciertos medicamentos, como los tratamientos para el acné que sensibilizan la piel, deben evitar la depilación con cera.

- **Cuidados especiales**:

    - En pieles sensibles o con tendencia a la irritación, es recomendable realizar una prueba en una pequeña área de la piel antes de aplicar la cera o la técnica de depilación en todo el cuerpo.

    - Usar productos calmantes y antiinflamatorios para reducir el enrojecimiento y la inflamación después de la depilación.

    - Informar al cliente sobre la importancia de mantener la piel hidratada y protegida después del tratamiento.

8. Tratamientos Capilares en Estética

8.1. Hidratación profunda capilar

La hidratación profunda capilar es fundamental para restaurar la humedad y suavidad del cabello dañado por factores externos como el uso excesivo de calor, productos químicos o la exposición al sol. Este tratamiento se enfoca en nutrir el cabello desde la raíz hasta las puntas.

- **Cómo funciona**: Se aplican productos hidratantes como mascarillas capilares ricas en ingredientes como el ácido hialurónico, keratina, aceites naturales (argán, coco, jojoba) o manteca de karité. Estos productos penetran en la fibra capilar, restaurando la humedad perdida y sellando las cutículas para prevenir la pérdida de agua.

- **Beneficios**: El cabello se vuelve más suave, brillante y manejable. Además, se reduce el frizz y la apariencia de puntas abiertas. Es ideal para cabellos secos, dañados o tratados químicamente.

- **Frecuencia del tratamiento**: Dependiendo del estado del cabello, se recomienda realizar la hidratación profunda cada dos semanas o mensualmente.

8.2. Tratamientos anticaspa y para el cuero cabelludo graso

Los problemas del cuero cabelludo, como la caspa y el exceso de grasa, pueden afectar la salud y apariencia del cabello. Los tratamientos anticaspa y reguladores de sebo se enfocan en mantener el cuero cabelludo equilibrado y saludable.

- **Tratamientos anticaspa:**
    - Se utilizan productos formulados con ingredientes antifúngicos y exfoliantes suaves, como el ácido salicílico, sulfuro de selenio o ketoconazol, que ayudan a eliminar la caspa y prevenir su reaparición.
    - Además, se incluyen lociones calmantes para reducir la inflamación y aliviar la picazón.

- **Tratamientos para el cuero cabelludo graso:**
    - Se aplican productos seborreguladores, como el zinc y el ácido láctico, para reducir la producción de sebo en el cuero cabelludo sin resecar el cabello.

- o Se realiza una limpieza profunda y exfoliación del cuero cabelludo para eliminar el exceso de grasa y células muertas.

- **Beneficios**: Mejora la salud del cuero cabelludo, elimina la caspa y el exceso de grasa, y previene la reaparición de estos problemas. También ayuda a fortalecer el cabello, ya que un cuero cabelludo sano favorece el crecimiento capilar.

- **Frecuencia del tratamiento**: Para la caspa y el cuero cabelludo graso, se recomienda realizar tratamientos semanales o quincenales hasta que se controle el problema, y luego realizar un mantenimiento mensual.

8.3. Aplicación de aceites esenciales para fortalecer el cabello

Los aceites esenciales son ampliamente utilizados en tratamientos capilares por sus propiedades nutritivas, fortalecedoras y revitalizantes. Estos aceites ayudan a mejorar la calidad del cabello y estimular el crecimiento saludable.

- **Aceites esenciales comunes**:
  - **Aceite de argán**: Rico en vitamina E y antioxidantes, ayuda a hidratar y reparar el cabello dañado.
  - **Aceite de coco**: Penetra profundamente en la fibra capilar, previniendo la rotura y reduciendo la pérdida de proteínas.
  - **Aceite de romero**: Estimula la circulación en el cuero cabelludo y fortalece los folículos pilosos, promoviendo el crecimiento capilar.
  - **Aceite de lavanda**: Ayuda a reducir el estrés, mejora la salud del cuero cabelludo y regula la producción de sebo.
- **Aplicación**: Los aceites se aplican en el cuero cabelludo y el cabello, ya sea como tratamiento intensivo durante la noche o como mascarilla capilar antes del lavado.
- **Beneficios**: Fortalece el cabello, mejora su elasticidad, reduce la rotura y promueve un crecimiento saludable. Además, los aceites esenciales ayudan a mantener el cabello

hidratado y protegido contra los daños externos.

- **Frecuencia del tratamiento**: Los aceites esenciales se pueden aplicar una vez por semana o cada dos semanas, dependiendo del tipo de cabello y sus necesidades.

8.4. Terapias capilares con masajes estimulantes

Los masajes capilares son una técnica fundamental en la estética capilar para mejorar la circulación sanguínea en el cuero cabelludo, lo que favorece la nutrición de los folículos pilosos y el crecimiento capilar.

- **Cómo funcionan**: Los masajes se realizan con las yemas de los dedos, aplicando presión suave y movimientos circulares en el cuero cabelludo. Esto estimula el flujo sanguíneo hacia los folículos capilares, mejorando su salud y favoreciendo un crecimiento capilar más fuerte.

- **Técnicas utilizadas**:
    - **Masajes manuales**: Se combinan con la aplicación de aceites esenciales o lociones capilares, potenciando sus beneficios nutritivos y relajantes.

- **Masajes con aparatología**: Se pueden utilizar dispositivos como cepillos vibratorios o aparatos de masaje que potencian la estimulación del cuero cabelludo.

- **Beneficios**: Estimula el crecimiento del cabello, fortalece las raíces, reduce el estrés, y mejora la salud general del cuero cabelludo. Los masajes también ayudan a relajar los músculos del cuero cabelludo, lo que contribuye a un estado general de bienestar.

- **Frecuencia del tratamiento**: Se recomienda realizar masajes capilares estimulantes una o dos veces por semana para obtener los mejores resultados.

9. Terapias de Bienestar y Relajación

9.1. Aromaterapia en cabinas de estética

La aromaterapia es una técnica de bienestar que utiliza aceites esenciales naturales para mejorar el bienestar físico, mental y emocional del cliente. En las cabinas de estética, se emplean durante tratamientos de relajación y masajes para potenciar sus efectos.

- **Cómo funciona**: Los aceites esenciales se difunden en la cabina o se aplican directamente en la piel a través de masajes o tratamientos corporales. Los aromas inhalados influyen en el sistema nervioso, proporcionando beneficios terapéuticos.

- **Aceites esenciales comunes**:

    o **Lavanda**: Relajante y calmante, ideal para aliviar el estrés y la ansiedad.

    o **Eucalipto**: Refrescante y revitalizante, ayuda a despejar la mente y mejorar la respiración.

    o **Ylang-Ylang**: Relaja y equilibra las emociones, reduciendo la tensión nerviosa.

- o **Bergamota**: Energizante y mejora el estado de ánimo.

- **Beneficios**: Reducción del estrés, mejora del estado de ánimo, relajación profunda y estimulación del bienestar general.

- **Aplicación**: Puede integrarse en tratamientos faciales y corporales o durante los masajes, creando un ambiente holístico y sensorial.

9.2. Masajes con piedras calientes

Los masajes con piedras calientes combinan los beneficios del calor con las técnicas de masaje para aliviar la tensión muscular, mejorar la circulación y promover la relajación profunda.

- **Cómo funciona**: Se utilizan piedras volcánicas calentadas a una temperatura controlada, que se colocan sobre los puntos energéticos del cuerpo (chakras) y se deslizan sobre los músculos para liberar la tensión.

- **Beneficios**:

  - o **Alivio muscular**: El calor de las piedras penetra profundamente en los músculos, relajando las contracturas y mejorando la circulación sanguínea.

- **Reducción del estrés**: La combinación de calor y masaje ayuda a calmar la mente y el cuerpo, proporcionando una sensación de bienestar.

- **Equilibrio energético**: En la medicina tradicional, se cree que las piedras ayudan a equilibrar la energía corporal, mejorando el flujo energético y restaurando el equilibrio emocional.

- **Frecuencia del tratamiento**: Se recomienda para personas con altos niveles de estrés o tensión muscular, con sesiones mensuales o según la necesidad del cliente.

9.3. Técnicas de relajación y manejo del estrés

Las técnicas de relajación son fundamentales para combatir los efectos del estrés y mejorar la calidad de vida. En el contexto estético, estas técnicas pueden integrarse en tratamientos corporales y faciales para ofrecer una experiencia más completa:

- **Respiración consciente**: Enseñar al cliente a respirar profundamente durante el tratamiento ayuda a relajarse y liberar tensiones acumuladas.

- **Relajación guiada**: El esteticista puede guiar al cliente a través de un ejercicio de relajación mental, visualizando lugares tranquilos o situaciones relajantes para inducir un estado de calma.

- **Terapias de meditación**: Integrar técnicas de meditación y mindfulness durante los tratamientos para desconectar la mente y lograr una relajación profunda.

- **Beneficios**: Reducción de la ansiedad, mejora del sueño, alivio de la fatiga y un mayor bienestar general.

- **Frecuencia del tratamiento**: Estas técnicas pueden incluirse en cada sesión de tratamiento, mejorando la experiencia de bienestar general.

9.4. Musicoterapia y su aplicación en tratamientos estéticos

La musicoterapia es una técnica que utiliza la música y sus elementos (sonido, ritmo, melodía y armonía) para promover la salud física, emocional y mental. En tratamientos estéticos, la música es una herramienta poderosa para crear un ambiente relajante y mejorar la experiencia del cliente.

- **Cómo funciona**: Se selecciona música relajante, como sonidos de la naturaleza, música instrumental suave o melodías específicas para reducir el estrés y aumentar la sensación de bienestar.

- **Beneficios**: La música suave ayuda a reducir la frecuencia cardíaca, disminuir la ansiedad y promover un estado de calma y relajación. También mejora la conexión mente-cuerpo, creando una experiencia sensorial completa.

- **Aplicación**: Puede utilizarse en combinación con masajes, tratamientos faciales y corporales, y otras terapias de relajación para potenciar sus beneficios.

9.5. Terapias sensoriales para el bienestar

Las terapias sensoriales son aquellas que estimulan los sentidos (vista, oído, olfato, tacto) para promover una sensación de bienestar integral. Estas terapias se utilizan en entornos de spa y cabinas de estética para maximizar el confort del cliente y su experiencia de relajación.

- **Estimulación visual**: El uso de luces suaves o cromoterapia (luz de colores) en la cabina de tratamiento puede ayudar a relajar al cliente.

Los colores cálidos como el azul o verde se asocian con la calma y la relajación.

- **Olfativa**: La integración de aceites esenciales y fragancias en el ambiente mejora la experiencia sensorial, creando una atmósfera que favorece el descanso.

- **Tacto**: Los tratamientos corporales como los masajes o exfoliaciones sensoriales proporcionan una experiencia táctil que relaja los músculos y calma la mente.

- **Auditiva**: Música relajante, combinada con sonidos de la naturaleza, completa el entorno ideal para una experiencia sensorial completa.

- **Beneficios**: Reducción del estrés, mejora del estado de ánimo, aumento de la relajación física y mental, y una experiencia de bienestar integral.

- **Frecuencia del tratamiento**: Pueden incluirse en cualquier tratamiento estético para mejorar la experiencia global del cliente.

10. Tratamientos de Drenaje Linfático Manual

10.1. Técnicas de drenaje linfático manual

El drenaje linfático manual (DLM) es una técnica de masaje suave que se utiliza para estimular el sistema linfático y ayudar en la eliminación de toxinas y exceso de líquidos del cuerpo. Es una técnica no invasiva que favorece la desintoxicación y mejora la circulación linfática.

- **Cómo funciona**: Mediante movimientos lentos, rítmicos y suaves, el esteticista sigue la dirección del flujo linfático natural, ayudando a estimular la función de los ganglios linfáticos y mejorar la eliminación de desechos.

- **Técnicas comunes**:

    o **Presión ligera y movimientos circulares**: Para mejorar el flujo linfático, se aplican suaves movimientos circulares en áreas clave del cuerpo donde se encuentran los ganglios linfáticos (cuello, axilas, ingle).

    o **Deslizamientos ascendentes**: Se realizan con las manos, siguiendo la dirección de los vasos linfáticos hacia los ganglios linfáticos.

- **Bombeo y técnica en espiral**: Estas técnicas se usan en áreas específicas para estimular la contracción de los vasos linfáticos y mejorar la circulación.

- **Frecuencia del tratamiento**: Dependiendo de las necesidades del cliente, el drenaje linfático manual puede realizarse semanalmente o quincenalmente para obtener los mejores resultados.

10.2. Indicaciones y beneficios del drenaje linfático

El drenaje linfático manual tiene múltiples beneficios tanto estéticos como para la salud general. Es especialmente útil en situaciones donde el cuerpo necesita eliminar líquidos retenidos o toxinas.

- **Indicaciones comunes**:
    - **Postoperatorio**: Se utiliza frecuentemente después de cirugías estéticas o médicas (como liposucción) para reducir la inflamación y favorecer la recuperación.
    - **Celulitis**: El DLM es eficaz en el tratamiento de la celulitis, ya que mejora la eliminación de líquidos

retenidos y toxinas en las áreas afectadas.

- o **Retención de líquidos**: Ideal para personas con problemas de circulación o que sufren hinchazón en piernas, tobillos o abdomen.

- o **Edema linfático**: Ayuda a reducir la hinchazón y mejorar la función del sistema linfático en personas que sufren de linfedema.

- o **Estrés y fatiga**: El masaje suave tiene un efecto relajante, lo que ayuda a aliviar el estrés y la fatiga general.

- **Beneficios**:

    - o **Mejora la circulación**: Estimula el flujo linfático y mejora la circulación sanguínea, lo que contribuye a una piel más radiante y saludable.

    - o **Desintoxicación**: Ayuda al cuerpo a eliminar toxinas y desechos, promoviendo un sistema inmunológico más fuerte.

- **Reducción de la inflamación**: Reduce la hinchazón y la retención de líquidos en áreas específicas del cuerpo.

- **Relajación**: El masaje tiene un efecto calmante, lo que ayuda a reducir el estrés y mejorar el bienestar general.

10.3. Contraindicaciones y precauciones

Aunque el drenaje linfático manual es generalmente seguro, existen ciertas condiciones en las que debe evitarse o realizarse con precaución. Es importante que el esteticista evalúe la salud del cliente antes de comenzar el tratamiento.

- **Contraindicaciones absolutas**:
    - **Infecciones agudas**: No se debe realizar el drenaje linfático en personas con infecciones activas, ya que puede empeorar la condición.
    - **Cáncer**: En personas con cáncer activo, el DLM está contraindicado, ya que puede estimular la diseminación de células cancerosas.

- **Trombosis venosa profunda**: El masaje puede desprender un coágulo de sangre, lo que puede ser peligroso.

- **Insuficiencia cardíaca severa**: Las personas con problemas graves de corazón no deben someterse a drenaje linfático sin la aprobación de un médico, ya que puede sobrecargar el sistema cardiovascular.

- **Precauciones**:
  - **Hipertensión**: Las personas con presión arterial alta deben ser tratadas con cuidado, ya que el masaje puede aumentar el flujo sanguíneo.

  - **Problemas renales**: Las personas con problemas renales graves deben evitar este tratamiento, ya que el aumento en la eliminación de líquidos puede sobrecargar los riñones.

  - **Embarazo**: Durante el embarazo, el drenaje linfático debe realizarse con precaución y solo por profesionales capacitados en técnicas adecuadas para gestantes.

10.4. Aplicaciones estéticas del drenaje linfático corporal y facial

El drenaje linfático tiene diversas aplicaciones en el campo de la estética, tanto para el cuerpo como para el rostro, y es especialmente útil para mejorar la apariencia y la salud de la piel.

- **Drenaje linfático corporal:**
    - **Reducción de celulitis:** Al mejorar la circulación y eliminar toxinas, el DLM ayuda a reducir la apariencia de la celulitis, especialmente cuando se combina con otros tratamientos como la radiofrecuencia o la cavitación.
    - **Postoperatorio estético:** Después de cirugías como la liposucción o abdominoplastia, el drenaje linfático es fundamental para reducir la hinchazón, acelerar la recuperación y mejorar el resultado final.
    - **Reducción de volumen:** Ayuda a reducir la retención de líquidos en áreas como las piernas, abdomen y brazos, dando una apariencia más estilizada.

- **Drenaje linfático facial**:
  - **Descongestión y reducción de hinchazón**: Es ideal para reducir la hinchazón en el rostro, especialmente en los ojos y mejillas. Se recomienda para personas con retención de líquidos o después de procedimientos estéticos faciales.
  - **Rejuvenecimiento facial**: Al mejorar la circulación linfática, el DLM facial promueve una piel más luminosa, reduce las ojeras y mejora la textura de la piel.
  - **Tratamientos antiacné**: Ayuda a reducir la inflamación y el enrojecimiento en personas con acné, ya que favorece la eliminación de toxinas de la piel.

11. Tratamientos Estéticos Personalizados

11.1. Análisis y diagnóstico de la piel

El análisis y diagnóstico de la piel es el primer paso esencial para desarrollar un tratamiento estético personalizado. Este proceso permite al esteticista evaluar las condiciones específicas de la piel de cada cliente y diseñar un plan de tratamiento que aborde sus necesidades únicas.

- **Cómo se realiza:**

    - **Observación visual**: Se examinan características como textura, tono, poros, manchas, arrugas y elasticidad de la piel.

    - **Técnicas de palpación**: El esteticista puede tocar suavemente la piel para evaluar su firmeza, hidratación y sensibilidad.

    - **Aparatología**: Dispositivos como lámparas de luz ultravioleta o analizadores de piel pueden proporcionar información más detallada sobre la hidratación, la cantidad de grasa y la presencia de manchas o daño solar.

- o **Preguntas clave**: Se realiza un cuestionario sobre los hábitos de cuidado de la piel del cliente, su historial médico y su estilo de vida (alimentación, exposición solar, etc.) para comprender mejor las necesidades específicas de su piel.

- **Beneficios**: Un diagnóstico preciso permite seleccionar los productos y tratamientos adecuados para abordar problemas específicos como el acné, manchas, deshidratación o envejecimiento prematuro.

11.2. Diseño de rutinas estéticas según las necesidades del cliente

Cada tipo de piel y condición requiere una rutina estética personalizada. Después del análisis de la piel, el esteticista diseña un plan de cuidado a medida que incluye tratamientos en cabina y recomendaciones para el cuidado en casa.

- **Rutinas faciales**:
  - o **Piel grasa y con acné**: Se recomienda una rutina de limpieza profunda con productos que controlen el exceso de sebo, como ácido salicílico, y tratamientos en cabina como limpiezas

faciales con vapor, peeling químico suave o mascarillas purificantes.

- **Piel seca o madura**: Se diseñan rutinas con productos ricos en hidratantes y antioxidantes, como ácido hialurónico y vitamina C. En cabina, se incluyen tratamientos como hidratación profunda, mascarillas de colágeno y masajes faciales.

- **Piel sensible**: Se usan productos hipoalergénicos y calmantes con ingredientes como aloe vera o manzanilla. Los tratamientos en cabina incluyen masajes suaves y productos calmantes sin fragancias ni irritantes.

- **Rutinas corporales**:

    - **Celulitis y flacidez**: Se combinan técnicas de masaje anticelulítico con tratamientos como radiofrecuencia, envolturas corporales reafirmantes y cremas con activos lipolíticos.

    - **Piel seca**: Se incluyen exfoliaciones suaves y envolturas hidratantes para restaurar la suavidad y elasticidad de la piel.

- **Beneficios**: Al personalizar las rutinas, el cliente recibe un tratamiento más efectivo y adaptado a sus necesidades, lo que mejora significativamente los resultados a corto y largo plazo.

11.3. Uso de cosmética personalizada y natural

El uso de cosméticos personalizados y naturales está ganando popularidad en el mundo de la estética, ya que permiten un enfoque más específico y respetuoso con la piel del cliente.

- **Cosmética personalizada**: Estos productos se formulan en función de las características únicas de la piel de cada cliente. Después de un análisis exhaustivo, se crean productos que incluyen los ingredientes adecuados para tratar problemas específicos como manchas, deshidratación o sensibilidad.
    - **Ejemplos de productos personalizados**: Sueros con ingredientes activos seleccionados según el tipo de piel, cremas hidratantes con niveles específicos de emolientes, o limpiadores ajustados al pH natural de la piel.

- **Cosmética natural**: Los productos naturales, formulados sin productos químicos agresivos, se centran en ingredientes de origen vegetal, como aceites esenciales, extractos de plantas, y vitaminas. Son ideales para clientes que buscan un enfoque más suave y respetuoso con el medio ambiente.

  - **Ejemplos de ingredientes naturales**: Aceite de rosa mosqueta (antiarrugas), aloe vera (calmante), manteca de karité (hidratante), y extracto de té verde (antioxidante).

- **Beneficios**: La cosmética personalizada asegura que el cliente reciba exactamente lo que su piel necesita, mientras que la cosmética natural es una opción más segura para pieles sensibles o para quienes prefieren productos sin químicos.

11.4. Técnicas para potenciar la efectividad de los productos

Además de elegir los productos adecuados, existen técnicas que el esteticista puede aplicar para maximizar la penetración y eficacia de los activos en la piel:

- **Exfoliación previa**: La eliminación de células muertas antes de aplicar productos permite una mejor absorción de los ingredientes activos. Se puede realizar una exfoliación manual o química, dependiendo del tipo de piel.

- **Aparatología**: Equipos como la radiofrecuencia, la microdermoabrasión o la electroporación ayudan a que los ingredientes penetren en las capas más profundas de la piel.

    o **Radiofrecuencia**: Mejora la circulación sanguínea y estimula la producción de colágeno, lo que potencia los efectos de los tratamientos reafirmantes y anti-edad.

    o **Electroporación**: Esta técnica utiliza corrientes eléctricas suaves para abrir temporalmente los poros de la piel, permitiendo una mayor penetración de los productos.

- **Masajes faciales y corporales**: Los masajes no solo mejoran la circulación, sino que también ayudan a distribuir los productos de manera uniforme y profunda, optimizando su efecto.

- **Vapor y calor**: El uso de vapor o calor abre los poros y facilita la absorción de cremas y sueros. En los tratamientos faciales, el vapor se utiliza para preparar la piel antes de la aplicación de mascarillas o productos hidratantes.

- **Beneficios**: Al combinar estas técnicas con los productos adecuados, se maximizan los resultados de cada tratamiento, ofreciendo al cliente una mejora visible en menor tiempo.

12. Cuidados Post-tratamiento

12.1. Recomendaciones post-tratamiento según el tipo de piel

Después de realizar un tratamiento estético, es fundamental seguir una rutina de cuidados específicos para asegurar una correcta recuperación y mantener los resultados obtenidos. Las recomendaciones varían según el tipo de piel y el tratamiento realizado:

- **Piel sensible o reactiva**:
    - **Evitar productos agresivos**: Después de tratamientos como peelings o exfoliaciones profundas, es importante evitar productos que contengan ácidos fuertes, fragancias o alcohol, ya que pueden irritar la piel.
    - **Uso de cremas calmantes**: Recomendación de productos con ingredientes como aloe vera, caléndula o pantenol para reducir la inflamación y calmar la piel.
    - **Protección solar**: Uso obligatorio de protector solar con SPF alto para prevenir la hiperpigmentación y evitar el daño solar en la piel sensible.

- **Piel grasa o acneica**:
    - **Mantener la rutina de limpieza**: Después de una limpieza facial profunda o tratamiento para el acné, es clave mantener una rutina regular de limpieza suave, pero sin productos que puedan resecar la piel en exceso.
    - **Evitar el maquillaje pesado**: Es preferible no aplicar maquillaje por al menos 24 horas para permitir que la piel respire y evitar la obstrucción de los poros.
    - **Productos específicos**: Continuar con el uso de productos que contengan ingredientes como ácido salicílico o peróxido de benzoilo para controlar el acné y mantener los resultados.
- **Piel seca o deshidratada**:
    - **Hidratación intensiva**: Después de tratamientos hidratantes o nutritivos, es esencial continuar con el uso de cremas ricas en humectantes como ácido hialurónico, ceramidas o glicerina.

- **Evitar el agua caliente**: Los clientes deben evitar lavarse con agua muy caliente, ya que esto puede deshidratar aún más la piel.

- **Mascarillas hidratantes**: Incluir mascarillas hidratantes al menos una vez por semana para mantener la piel bien nutrida y suave.

12.2. Productos recomendados para el mantenimiento en casa

El éxito de los tratamientos estéticos depende en gran medida de los cuidados que el cliente realice en casa. El uso de productos adecuados y específicos para cada tipo de piel es esencial para prolongar los beneficios del tratamiento realizado en cabina.

- **Limpieza facial**:
  - Se recomienda un limpiador suave y específico para el tipo de piel. Para pieles grasas, un limpiador con ácido salicílico o carbón activado puede ser ideal, mientras que para pieles secas se aconsejan productos con textura cremosa y ricos en ingredientes hidratantes.

- **Hidratación**:
    - La hidratación es clave para todo tipo de piel. Se sugiere el uso de cremas ligeras para pieles grasas y sueros o cremas más ricas para pieles secas. Ingredientes como el ácido hialurónico, la niacinamida y los antioxidantes son ideales para mantener la piel saludable.

- **Protección solar**:
    - Después de cualquier tratamiento facial, es crucial usar un protector solar de amplio espectro con al menos SPF 30 para evitar daños causados por los rayos UV. Esto es particularmente importante después de peelings, limpiezas profundas o tratamientos de rejuvenecimiento.

- **Sueros y tratamientos nocturnos**:
    - Los sueros que contienen retinol o vitamina C ayudan a mejorar la textura de la piel y a mantener los resultados de los tratamientos anti-edad. Sin embargo, se deben usar con precaución y bajo recomendación del

esteticista, especialmente en pieles sensibles.

- **Mascarillas faciales:**
  - Dependiendo de las necesidades de la piel, se puede recomendar el uso semanal de mascarillas hidratantes, purificantes o calmantes para mantener los resultados y nutrir la piel.

12.3. Frecuencia recomendada de los tratamientos

La frecuencia con la que un cliente debe someterse a tratamientos estéticos depende de varios factores, incluyendo el tipo de piel, la naturaleza del tratamiento y las metas estéticas. A continuación, se sugieren frecuencias generales:

- **Limpieza facial profunda:**
  - **Frecuencia**: Cada 4 a 6 semanas. La limpieza regular ayuda a mantener los poros libres de impurezas y a prevenir brotes de acné o la acumulación de sebo.

- **Tratamientos hidratantes o nutritivos:**
  - **Frecuencia**: Cada 2 a 4 semanas. Estos tratamientos son ideales para pieles

secas o deshidratadas que requieren reposición frecuente de humedad.

- **Peelings químicos suaves**:
    - **Frecuencia**: Cada 4 a 6 semanas. Dependiendo de la sensibilidad de la piel, los peelings suaves, como los que contienen ácido glicólico o láctico, ayudan a renovar la piel sin ser demasiado agresivos.

- **Radiofrecuencia facial y corporal**:
    - **Frecuencia**: Cada 2 semanas durante el tratamiento inicial, luego sesiones de mantenimiento cada 1 o 2 meses para mantener la firmeza de la piel y estimular el colágeno.

- **Drenaje linfático manual**:
    - **Frecuencia**: Cada semana o cada dos semanas en el caso de personas que buscan desinflamación o reducción de líquidos retenidos. Después de cirugías estéticas, puede requerirse con mayor frecuencia durante las primeras semanas.

- **Masajes corporales reductores o reafirmantes:**
  - **Frecuencia**: Dos veces por semana en un tratamiento intensivo de inicio, luego sesiones de mantenimiento cada 3 a 4 semanas.

14. Innovaciones en Estética Aplicadas por Esteticistas

14.1. Últimas tendencias en tratamientos no invasivos

La demanda de tratamientos no invasivos ha crecido considerablemente en los últimos años debido a su capacidad para ofrecer resultados visibles sin necesidad de cirugía o largos tiempos de recuperación. Las innovaciones en este campo permiten a los esteticistas ofrecer soluciones eficaces y seguras.

- **HIFU (Ultrasonido Focalizado de Alta Intensidad)**: Esta tecnología utiliza ultrasonido para calentar las capas profundas de la piel y estimular la producción de colágeno, proporcionando un efecto de lifting sin cirugía. Se utiliza en tratamientos faciales y corporales para la flacidez.

- **Láser de baja potencia**: También conocido como terapia de láser frío, es un tratamiento utilizado para promover la regeneración celular, mejorar la circulación y reducir las arrugas y cicatrices. Es una técnica segura para el rejuvenecimiento cutáneo.

- **Terapia LED**: La luz LED, con diferentes longitudes de onda (rojo, azul, verde, amarillo), se usa para tratar una variedad de problemas estéticos, como el acné, la inflamación, la hiperpigmentación y la falta de firmeza.

- **Criolipólisis**: Un tratamiento no invasivo para la eliminación de grasa localizada mediante el enfriamiento controlado. Este tratamiento se utiliza para reducir depósitos de grasa en áreas como el abdomen, muslos y brazos sin cirugía.

14.2. Cosméticos de alta tecnología para esteticistas

Los avances en la cosmética también han revolucionado el trabajo de los esteticistas, con productos formulados con ingredientes activos de alta tecnología que permiten personalizar aún más los tratamientos y mejorar los resultados.

- **Nanotecnología en cosmética**: Permite que los ingredientes activos se encapsulen en partículas extremadamente pequeñas, lo que facilita su penetración en las capas más profundas de la piel. Esto mejora la eficacia de productos como los sueros y cremas antienvejecimiento.

- **Biomiméticos**: Son ingredientes que imitan las funciones biológicas naturales de la piel, lo que les permite interactuar más eficazmente con las células cutáneas. Ejemplos incluyen péptidos y factores de crecimiento que estimulan la regeneración celular.

- **Cosmética personalizada**: El uso de análisis de ADN y diagnósticos avanzados para crear productos específicos para cada cliente. Estos productos se formulan con ingredientes activos dirigidos a las necesidades individuales, como antioxidantes personalizados, hidratantes o fórmulas antiacné.

- **Probiocósmetica**: Cosméticos que contienen probióticos para equilibrar el microbioma de la piel. Este enfoque innovador ayuda a fortalecer la barrera cutánea, tratar el acné y la rosácea, y reducir la inflamación.

14.3. Nuevas tecnologías en aparatología estética de uso profesional

La aparatología estética ha experimentado un gran avance en términos de eficacia y seguridad, permitiendo a los esteticistas ofrecer tratamientos más precisos y con mejores resultados.

- **Radiofrecuencia fraccionada**: Combina los efectos de la radiofrecuencia con microagujas para tratar problemas de envejecimiento, cicatrices y flacidez. Esta tecnología permite un rejuvenecimiento más profundo y visible.

- **Oxigenoterapia facial**: Este tratamiento consiste en la aplicación de oxígeno puro y sueros ricos en vitaminas directamente en la piel. Es ideal para revitalizar el rostro, mejorar la luminosidad y reducir los signos de fatiga.

- **Electroporación**: Una técnica que utiliza corrientes eléctricas para abrir los poros temporalmente, permitiendo que los productos cosméticos penetren más profundamente en la piel. Es utilizada para mejorar la eficacia de tratamientos anti-edad, hidratantes y despigmentantes.

- **Plasma pen**: Esta tecnología utiliza energía de plasma para realizar un efecto tensor sobre la piel, especialmente en áreas como los párpados. Se emplea para reducir las arrugas, cicatrices y manchas sin intervención quirúrgica.

14.4. Actualización constante y formación continua en el campo de la estética

La formación continua es crucial para los esteticistas que deseen mantenerse a la vanguardia de las innovaciones y ofrecer los mejores servicios a sus clientes. La estética es un campo en constante evolución, y estar actualizado no solo mejora las habilidades técnicas, sino que también refuerza la confianza y la seguridad en el trabajo.

- **Cursos de especialización**: Participar en programas de formación que aborden temas específicos como aparatología avanzada, técnicas de masaje innovadoras o nuevas fórmulas cosméticas es clave para mantenerse al día.

- **Seminarios y congresos**: Los eventos del sector ofrecen la oportunidad de conocer las últimas tendencias, innovaciones y productos disponibles, así como establecer contactos con otros profesionales.

- **Certificaciones**: Obteniendo certificaciones en nuevas tecnologías y tratamientos, los esteticistas no solo expanden su oferta de servicios, sino que también garantizan que cumplen con los más altos estándares de calidad y seguridad.

- **Investigación y desarrollo**: Los esteticistas deben estar dispuestos a aprender sobre las investigaciones más recientes en dermocosmética y procedimientos estéticos no invasivos. Seguir revistas especializadas y asistir a presentaciones científicas puede ser clave para mantenerse informado.

15. Conclusión

15.1. El futuro de la estética profesional

El campo de la estética profesional está en constante evolución, impulsado por los avances tecnológicos, la creciente demanda de tratamientos no invasivos y el interés por soluciones más personalizadas y sostenibles. El futuro de la estética promete una combinación de ciencia y bienestar, donde los esteticistas jugarán un papel crucial en la mejora de la calidad de vida de sus clientes.

- **Innovación tecnológica**: Aparatología avanzada como el ultrasonido focalizado, la radiofrecuencia fraccionada y la electroporación continuarán ganando popularidad. Además, se espera un aumento en el uso de tecnologías como la inteligencia artificial para el análisis de la piel y la creación de cosméticos personalizados.

- **Sostenibilidad**: Los clientes están cada vez más conscientes del impacto ambiental de sus elecciones de belleza, lo que impulsará el uso de productos naturales, orgánicos y eco-amigables. La cosmética personalizada, basada en el ADN y las necesidades específicas de cada cliente, también se convertirá en una tendencia dominante.

- **Bienestar holístico**: La estética no se centrará solo en la belleza física, sino en el bienestar integral. Se espera que los tratamientos sigan evolucionando hacia una visión más holística, combinando técnicas de relajación, nutrición y terapias sensoriales que fomenten la salud emocional y física.

Para los esteticistas, el futuro representa una oportunidad de seguir desarrollándose, adaptándose a las demandas de una industria dinámica, y consolidando su papel como profesionales clave en el cuidado de la piel y el bienestar.

15.2. La importancia del autocuidado y el bienestar integral

En un mundo acelerado y estresante, el autocuidado se ha vuelto más importante que nunca. Los tratamientos estéticos no solo ayudan a mejorar la apariencia externa, sino que también contribuyen al bienestar emocional y psicológico de los clientes. La estética, cuando se aborda desde una perspectiva integral, fomenta el equilibrio entre cuerpo y mente.

- **Autocuidado como prioridad**: El autocuidado no es un lujo, sino una necesidad. Las personas que dedican tiempo a cuidar su piel, su cuerpo y su bienestar emocional tienden a tener una mejor calidad de vida y autoestima. Los esteticistas juegan un papel fundamental al educar a sus clientes sobre la importancia de una rutina constante de cuidados y al ofrecerles tratamientos que no solo mejoren su apariencia, sino que también promuevan la relajación y la renovación mental.

- **Enfoque en el bienestar integral**: Los tratamientos estéticos, combinados con terapias de bienestar, como la aromaterapia, los masajes relajantes y la musicoterapia, ofrecen una experiencia que trasciende lo físico. Los clientes no solo buscan verse bien, sino sentirse bien, y los esteticistas tienen la oportunidad de ofrecerles un espacio donde puedan reconectar con ellos mismos y reducir el estrés acumulado.

En conclusión, el futuro de la estética está en la combinación de innovación, personalización y bienestar integral. Al centrarse en un enfoque holístico y en la mejora continua de sus habilidades, los esteticistas pueden asegurar que ofrecen los mejores resultados a sus clientes, mientras contribuyen a su salud y bienestar general.

Glosario

Ácido glicólico: Un alfa-hidroxiácido (AHA) derivado de la caña de azúcar, utilizado en tratamientos exfoliantes para eliminar células muertas de la piel y mejorar su textura y luminosidad.

Ácido hialurónico: Un ingrediente humectante que retiene la humedad en la piel, utilizado en productos hidratantes y tratamientos anti-envejecimiento para mejorar la elasticidad y reducir la apariencia de arrugas.

Aparatología estética: Conjunto de dispositivos y tecnologías que se utilizan en tratamientos estéticos para mejorar la piel, reducir grasa localizada, estimular la producción de colágeno o mejorar el tono muscular.

Biomiméticos: Ingredientes cosméticos que imitan las funciones biológicas de la piel, como los péptidos y factores de crecimiento, que promueven la regeneración celular y mejoran la estructura de la piel.

Cavitación: Técnica no invasiva que utiliza ultrasonidos de baja frecuencia para romper las células grasas, reduciendo la grasa localizada y mejorando la apariencia de la celulitis.

Colágeno: Proteína natural en la piel que proporciona firmeza y elasticidad. Se utiliza en productos cosméticos y tratamientos para estimular la regeneración de la piel y reducir signos de envejecimiento.

Criolipólisis: Tratamiento que utiliza frío controlado para destruir las células grasas sin dañar los tejidos circundantes, utilizado en la reducción de grasa localizada.

Dermaplaning: Técnica de exfoliación manual que utiliza una cuchilla especial para eliminar las células muertas de la piel y el vello fino, mejorando la suavidad y luminosidad de la piel.

Drenaje linfático manual: Técnica de masaje suave que estimula el sistema linfático, ayudando a eliminar toxinas y reducir la retención de líquidos. Se utiliza en tratamientos postoperatorios y para la reducción de celulitis.

Electroporación: Tecnología que utiliza corrientes eléctricas para abrir temporalmente los poros de la piel, facilitando la penetración profunda de ingredientes activos en tratamientos faciales y corporales.

Envoltura corporal: Tratamiento que consiste en la aplicación de productos como fango, algas o arcilla en el cuerpo, seguido de un envolvimiento para promover la eliminación de toxinas, mejorar la firmeza y la hidratación de la piel.

Exfoliación: Proceso de eliminación de las células muertas de la superficie de la piel, mejorando su textura y promoviendo la renovación celular. Puede ser mecánica (scrubs) o química (ácidos).

HIFU (Ultrasonido Focalizado de Alta Intensidad): Tecnología que utiliza ultrasonido para estimular la producción de colágeno y proporcionar un efecto tensor en la piel, sin necesidad de cirugía.

Microcorrientes: Tecnología que utiliza corrientes eléctricas de baja intensidad para estimular los músculos faciales y mejorar la firmeza de la piel.

Nanotecnología en cosmética: Tecnología que encapsula ingredientes activos en partículas microscópicas, permitiendo su mejor absorción y eficacia en la piel.

Peeling químico: Tratamiento que utiliza ácidos para exfoliar la capa superficial de la piel, mejorando su textura, tono y reduciendo imperfecciones como manchas o cicatrices.

Radiofrecuencia: Tratamiento que utiliza ondas electromagnéticas para calentar las capas profundas de la piel, estimulando la producción de colágeno y elastina, lo que mejora la firmeza y reduce las arrugas.

Sugaring (Depilación con azúcar): Método de depilación que utiliza una mezcla de azúcar, limón y agua para eliminar el vello desde la raíz, siendo una opción natural y suave para la piel.

Terapia LED: Tratamiento que utiliza diferentes longitudes de onda de luz (roja, azul, verde, amarilla) para tratar diversos problemas de la piel, como el acné, la inflamación, la hiperpigmentación y el rejuvenecimiento cutáneo.

Vacumterapia: Tratamiento no invasivo que utiliza succión para estimular la circulación y el drenaje linfático, ayudando a reducir la celulitis y mejorar la firmeza de la piel.

Bibliografía

1. **Bowers, K.** (2017). *The Complete Guide to Advanced Skin Care*. New York: HarperCollins. Un recurso detallado sobre las técnicas avanzadas de cuidado de la piel, tratamientos anti-envejecimiento y la ciencia detrás de los ingredientes cosméticos.

2. **Zamora, M.** (2015). *Aesthetic Medicine: Principles and Techniques*. London: Springer. Este libro ofrece una mirada integral sobre la medicina estética, abarcando tanto tratamientos médicos como estéticos no invasivos.

3. **Pugliese, P.** (2012). *Advanced Professional Skin Care*. Milady. Una guía completa para profesionales de la estética que profundiza en el análisis de la piel, el uso de aparatología y tratamientos avanzados.

4. **Goldman, M. P., & Weiss, R. A.** (2014). *Cosmetic Dermatology: Products and Procedures*. Hoboken: Wiley. Referencia esencial para los tratamientos estéticos que incluyen técnicas de

rejuvenecimiento, peelings, y la utilización de cosméticos.

5. **Fulton, J.** (2010). *Chemical Peels in Clinical Practice.* Elsevier. Un libro técnico que detalla el uso de peelings químicos en tratamientos faciales, abordando sus beneficios, riesgos y resultados clínicos.

6. **Kligman, A. M., & Willis, I.** (2000). *Skin Care and Cosmetic Ingredients Dictionary.* London: Milady Publishing Company. Diccionario exhaustivo sobre los ingredientes cosméticos utilizados en tratamientos estéticos, sus propiedades y efectos en la piel.

7. **Choi, J., & Maibach, H. I.** (2014). *Cosmeceuticals and Active Cosmetics.* Boca Raton: CRC Press. Estudio sobre los cosmecéuticos, productos cosméticos con ingredientes activos que ofrecen beneficios clínicos y terapéuticos.

8. **Sherman, R., & Sherman, C.** (2018). *Non-Surgical Skin Tightening and Lifting.* Springer. Un análisis profundo sobre las tecnologías no invasivas para el tensado de la piel, como la radiofrecuencia y el ultrasonido.

9. **Sorenson, R.** (2019). *The Holistic Esthetician: Natural and Organic Skincare Solutions*. Green Leaf Publishing.
Explora el uso de productos naturales y orgánicos en tratamientos estéticos, con un enfoque en la sostenibilidad y el respeto por la piel.

10. **Hoffmann, K., & Happle, R.** (2010). *Dermatology for Estheticians*. Cambridge University Press.
Una introducción a la dermatología para esteticistas, enfocándose en el diagnóstico de condiciones comunes de la piel y cómo tratarlas desde una perspectiva estética.

11. **Molinari, J., & Harwood, P.** (2015). *Infection Control and Management in Esthetics*. Elsevier.
Libro clave sobre la seguridad e higiene en el entorno estético, con protocolos para prevenir infecciones y garantizar un espacio seguro para los tratamientos.

12. **Kunz, H., & Wehling, P.** (2011). *Aesthetic Rejuvenation: An Evidence-Based Approach*. Springer.
Un análisis detallado sobre los tratamientos de rejuvenecimiento estético basados en la evidencia científica, abordando desde

tratamientos faciales hasta aparatología avanzada.

13. **Milady Standard Esthetics: Fundamentals** (2019). Cengage Learning. Texto clásico que proporciona los fundamentos de la estética profesional, cubriendo desde técnicas básicas hasta tratamientos más avanzados.

14. **Sher, E.** (2020). *The Science of Skin: Everything You Need to Know About Your Largest Organ*. Random House. Este libro explora la fisiología de la piel y cómo los tratamientos estéticos pueden influir en su salud a largo plazo.

15. **British Association of Beauty Therapy and Cosmetology (BABTAC)**. (2020). *Code of Ethics and Best Practices*. Directrices y normas de ética para esteticistas, asegurando una práctica segura, profesional y responsable en el ámbito de la estética.

Testimonios

Ana María, Cliente

"Después de probar varios tratamientos para la celulitis sin resultados, me recomendaron el drenaje linfático manual. No solo he notado una reducción visible en la celulitis, sino que me siento mucho más ligera y con más energía. Este libro me ayudó a entender los beneficios del tratamiento y cómo cuidar mejor mi piel después de las sesiones."

Lorena Martínez, Esteticista Profesional

"Esta guía me ha permitido profundizar en técnicas de rejuvenecimiento facial no invasivas. La radiofrecuencia y la terapia LED han transformado los resultados que ofrezco a mis clientes, quienes están encantados con los cambios visibles sin recurrir a métodos invasivos. Es un recurso invaluable para cualquier esteticista que desee estar a la vanguardia."

Carlos Fernández, Cliente

"Siempre he tenido problemas con la grasa localizada, pero la cavitación y el tratamiento con radiofrecuencia, explicados en este libro, fueron un antes y después para mí. Mi esteticista me recomendó un plan de tratamiento basado en lo que aprendimos aquí, y los resultados han sido increíbles. ¡Totalmente recomendable!"

Rocío Gómez, Esteticista Certificada
"Este libro no solo es una guía técnica, sino una fuente de inspiración para esteticistas como yo que buscan ofrecer tratamientos personalizados y éticos. Gracias a la sección sobre cosmética natural y personalizada, he podido ampliar mi oferta y conectar mejor con mis clientes que buscan opciones más naturales."

Isabel Ramírez, Cliente
"Siempre tuve la piel sensible y ningún tratamiento parecía ser adecuado. Gracias a los masajes faciales terapéuticos y los cuidados post-tratamiento que aprendí en este libro, mi piel está más saludable y luminosa que nunca. Mi esteticista me ha guiado paso a paso con todo lo que se recomienda aquí, y los resultados hablan por sí solos."

Mario Santos, Esteticista Avanzado
"Las innovaciones en aparatología, como la electroporación y el HIFU, han revolucionado la manera en que trabajo con mis clientes. Gracias a la formación continua que promueve este libro, he podido incorporar nuevas tecnologías que no solo mejoran los resultados, sino también la satisfacción de mis clientes. Un recurso fundamental para cualquier profesional del sector."

María Elena, Cliente
"Gracias a los tratamientos faciales personalizados, mis problemas de acné y cicatrices han mejorado significativamente. La explicación detallada de cómo usar productos en casa ha sido clave para mantener los resultados obtenidos en la cabina. Estoy realmente satisfecha con el cambio."

Epílogo

Al concluir esta guía sobre **tratamientos estéticos profesionales**, es importante reflexionar sobre el impacto que la estética tiene en la vida de las personas. A lo largo del libro, hemos explorado una amplia gama de tratamientos, desde técnicas tradicionales hasta las más innovadoras, todos con un mismo propósito: mejorar la calidad de vida a través del cuidado personal y el bienestar integral.

La estética no solo se trata de mejorar la apariencia externa, sino de proporcionar a las personas las herramientas para sentirse más seguras, saludables y en equilibrio con su propio cuerpo. El rol del esteticista es crucial, no solo como un técnico de belleza, sino como un profesional que entiende y valora la importancia del bienestar emocional y físico de sus clientes.

Este libro busca ser una referencia y una fuente de inspiración para todos los esteticistas que, con ética, dedicación y formación continua, desean ofrecer lo mejor de sí mismos en un campo que está en constante cambio. El futuro de la estética es emocionante, lleno de oportunidades de crecimiento personal y profesional, y, sobre todo, un compromiso con la mejora de la salud y el bienestar de cada persona que busca su apoyo.

El **cuidado estético** es un camino hacia la autorrealización, y con las herramientas adecuadas, los esteticistas pueden acompañar a sus clientes en un viaje de transformación, no solo exterior, sino también interior.

El compromiso con la actualización continua, el respeto por la ética profesional y la búsqueda constante del bienestar del cliente, marcarán la diferencia en esta noble profesión.

www.ingramcontent.com/pod-product-compliance
Lightning Source LLC
Chambersburg PA
CBHW071746240526
45471CB00022B/588